CLINIQUE OBSTÉTRICALE

LEÇONS

FAITES A L'HOPITAL SAINTE-EUGÉNIE

Par le Docteur VANVERTS

PROFESSEUR DE CLINIQUE OBSTÉTRICALE

A LA FACULTÉ CATHOLIQUE DE MÉDECINE DE LILLE

I. De l'opération césarienne pendant la vie.

II. De l'opération césarienne *post mortem*.

III. Du baptême.

LILLE

J. LEFORT, LIBRAIRE

IMPRIMEUR DE S. E. LE CARDINAL ARCHEVÊQUE DE CAMBRAI

rue Charles de Muyssart, 24

1879

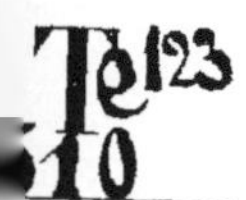

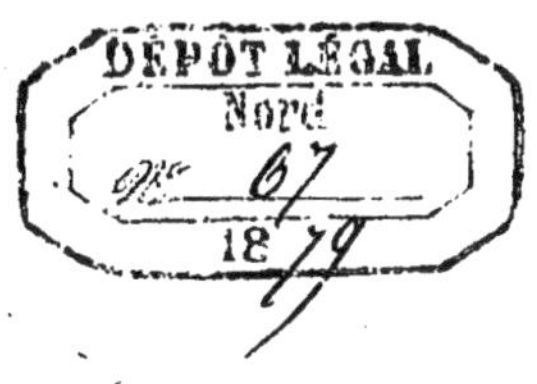

ANNÉE SCOLAIRE 1878-1879

CLINIQUE OBSTÉTRICALE

LEÇONS

FAITES A L'HOPITAL SAINTE-EUGÉNIE

Par le Docteur **VANVERTS**

PROFESSEUR DE CLINIQUE OBSTÉTRICALE

A LA FACULTÉ CATHOLIQUE DE MÉDECINE DE LILLE

I. De l'opération césarienne pendant la vie.

II. De l'opération césarienne *post mortem*.

III. Du baptême.

LILLE

J. LEFORT, LIBRAIRE

IMPRIMEUR DE S. E. LE CARDINAL ARCHEVÊQUE DE CAMBRAI

rue Charles de Muyssart, 24

1879

AVANT-PROPOS

Ce travail, qui n'a et ne peut avoir aucune prétention à l'originalité, n'a d'autre mérite que de grouper dans un seul cadre les éléments nombreux éparpillés dans la science, et que je n'ai pu tous analyser. Il sera, je l'espère, consulté avec fruit par les jeunes médecins. Ce sont les hésitations, les craintes du début de ma carrière dans un sujet si sérieux et si délicat, qui m'ont engagé à entrer dans de si longs développements pour rendre à nos jeunes gens la voie plus facile.

Je ne saurais dire trop haut combien les dissertations du savant docteur Eschbach sur le baptême m'ont été profitables. J'y ai largement puisé. Je dois remercier aussi M. l'abbé Bouquillon dont la science est inépuisable et dont les conseils sont toujours si précieux.

VANVERTS.

Lille, le 15 janvier 1879.

CLINIQUE OBSTÉTRICALE

I

De l'opération césarienne pendant la vie.

Après avoir étudié dans tous ses détails l'opération césarienne, après avoir montré ses indications, ses difficultés, ses dangers, arrivons à un examen approfondi des statistiques anciennes et nouvelles sur lesquelles on s'est appuyé pour combattre, comme on l'a fait particulièrement dans l'école de Paris, cette opération, en prétendant qu'elle était presque constamment mortelle, qu'elle donnait le plus souvent de funestes résultats, et voyons si les objections soulevées contre elle ont toute la valeur qu'on leur attribue.

Il sera utile aussi d'examiner par contre, si la céphalotripsie, cette *opération barbare* qui supprime chaque fois la vie de l'enfant, donne pour la mère des résultats si heureux que l'on doive la recommander hautement à l'exclusion de sa rivale, en supposant même que l'on veuille laisser de côté l'élément religieux, la pensée du baptême de l'enfant et de sa vie éternelle, élément dont tout médecin, je ne dirai pas catholique, mais honnête, ne saurait se désintéresser.

Non, tant que les médecins libres-penseurs, les prétendus philosophes ne nous auront pas démontré l'absence de l'âme, un médecin honnête, digne de sa mission, ne pourra pas regarder comme au-dessous de sa haute intelligence, la question de la vie spirituelle du petit être qui lui est confié ; que ce médecin ne croie pas les vérités de la foi, libre à lui : mais il ne saurait avoir le droit d'imposer dans la pratique son manque de croyances ; car, grâce à Dieu, plus qu'on pourrait le croire, les familles en apparence les plus indifférentes au point de vue religieux, ont conservé assez de croyances pour que la question du baptême d'un enfant qui naît, même avant terme, soit pour eux une cause de sérieuses préoccupations.

Mais, nous verrons que, contrairement à l'opinion émise par M. Pajot d'une manière si absolue sur les dangers de la section césarienne, qu'il qualifie de *mauvaise action*, d'opération *de l'enfance de l'art*, cette opération a donné dans ces derniers temps de nombreux succès, et que ses statistiques sont tout aussi favorables et même plus favorables que celles de beaucoup de grandes opérations chirurgicales qui se pratiquent tous les jours et que l'on est loin de penser à abandonner.

Disons de suite, avant d'entrer dans le vif de la question, que M. Pajot, dans sa lettre à M. Stoltz, use d'une singulière logique quand il dit en comparant l'avortement à l'hystérotomie :

« Depuis plus de vingt ans, en comparant dans
» mes cours l'avortement et l'hystérotomie, j'ai cons-
» tamment demandé et je demande encore à mes
» auditeurs, lequel d'entre eux choisirait l'opération
» césarienne. Sur plus de *neuf mille* médecins fran-
» çais, étrangers et élèves, je n'en ai encore trouvé
» qu'un seul qui me déclarât carrément qu'il optait
» pour l'opération césarienne : c'était un officier de
» santé. J'ai donc, comme on peut le voir, recueilli
» un nombre assez important d'adhérents à la doc-
» trine que je soutiens; j'aurai pour moi tous les
» pères, toutes les mères, toutes les femmes, et,
» j'aime à le croire, quelques maris. J'aurai contre
» moi M. Stoltz, mon plus illustre adversaire, quelques
» rares accoucheurs français, célibataires, sans enfants
» pour la plupart, et *l'intolérance*. »

Eh bien, je le demande à tout homme raisonnable, le témoignage de plus de *neuf mille* médecins français, étrangers et surtout *élèves*, peut-il être invoqué, quand on sait l'influence exercée par un professeur éloquent, à la parole facile, entraînante, sur ceux qui l'écoutent ? Peut-on s'appuyer sur les adhésions de jeunes gens dont les réflexions ne sont pas profondes, qui n'ont pas eu à se trouver en présence de sem-blables difficultés dans lesquelles la conscience est en jeu, quand les hommes les plus sérieux, quand les accoucheurs les plus éminents qui ont blanchi dans la pratique de leur art et qui sont entourés de l'estime publique, sont effrayés de la responsabilité qui leur incombe ?

Oui, quand je suivais les cours de M. Pajot, si une semblable question m'avait été posée, il est probable, il est même certain que ma réponse eût été semblable à celle des autres élèves : et, je dois le déclarer hautement, cette réponse n'aurait eu aucun poids, aucune valeur. J'étais *absolument incapable* de donner un avis sérieux sur un sujet aussi grave qui touche à tout, à la science, à la morale, à la religion.

Je ne puis admettre davantage ce qu'avance M. Pajot, quand il dit qu'il aura pour lui tous les pères, toutes les mères, toutes les femmes. Non, certes, car il reste encore en France et ailleurs, même en très grand nombre, des pères, des mères, des femmes qui comprennent leur devoir, et l'on ne pourrait admettre — cette supposition choquerait le bon sens — que la plupart des femmes qui ont subi l'opération césarienne avec ou sans succès, *très souvent* avec succès, aient été hystérotomisées sans leur consentement et sans celui de leur famille. Il est certain, de plus, que non-seulement M. Stoltz, le plus illustre de nos accoucheurs français, et quand il serait seul, son opinion pourrait suffire, mais que les innombrables médecins qui ont pratiqué la section césarienne, ne partageaient pas l'opinion de M. Pajot. J'ajoute qu'ils n'étaient pas, pour la plupart, célibataires et sans enfants.

Quant à l'intolérance, qui ne songeait guère à

figurer dans cette affaire et que M. Pajot aura contre lui, c'est tout simplement une injure qu'il veut adresser à des hommes honorables, convaincus, qui ont le grand tort de ne pas penser comme lui, et qui par conséquent n'a aucune valeur : *verba et voces , prœtereaque nihil*. En lisant la fin de la phrase, on voit facilement de quel côté se trouve l'intolérance.

Mais dépouillons les nombreux dossiers qui se rencontrent dans la science et qui démontrent jusqu'à la *dernière évidence,* que l'opération césarienne est une opération dont la réussite est assez fréquente. Si à Paris, dans les hôpitaux, malgré tout le mérite des opérateurs, elle n'a pas donné de succès depuis Lauverjat en 1787, cela tient aux mauvaises conditions hygiéniques et aux circonstances fâcheuses dans lesquelles elle a dû le plus souvent être pratiquée. On ne saurait donc, en se laissant comme en tout, cela arrive trop souvent, absorber par l'opinion des accoucheurs de Paris, accepter le verdict de condamnation qu'ils veulent rendre, en rejetant une méthode qui partout ailleurs donne des résultats favorables.

Dans tous ces documents, il est certain que bien des statistiques répètent des chiffres donnés dans d'autres relevés antérieurs, mais ces répétitions ne sauraient rien changer aux proportions des succès et des revers, elles ne font qu'augmenter le chiffre général des opérations.

Ceci bien établi, prenons les relevés réunis par M. de Soyre dans sa thèse d'agrégation qui est de date récente, puisqu'elle a été soutenue en 1875. Nous aurons, un peu plus loin, à signaler de la part de cet auteur, des omissions regrettables qui modifient complètement les résultats de l'hystérotomie et qui montrent bien l'esprit de parti.

Un médecin danois du nom de Kayser publia en 1844 un mémoire sur ce sujet; il écarta tous les faits antérieurs à 1750 comme manquant de détails suffisants. Il réunit ainsi 338 cas, et signala 128 succès, 210 insuccès.

Il est bien entendu que ces chiffres ne regardent que la mère; nous nous occuperons plus tard de l'enfant.

Le professeur Murphy, en 1859, dans le *Journal des sciences médicales de Dublin*, a étudié 477 cas recueillis dans différents pays.

Grande-Bretagne, de 1737 à 1858 : 57 opérations, 1 guérison, 56 femmes mortes.

Amérique, de 1822 à 1851 : 12 opérations, 8 guérisons, 4 femmes mortes.

Continent européen : 409 opérations, 158 guérisons, 251 femmes mortes.

Le professeur Hubert, de Louvain, a réuni d'après M. Péterquin différents tableaux :

Baudelocque cite	73 cas d'opér. césar.	42	femmes moururent.	57,5	p. 0/0
Michaëlis	— 112	—	62	—	53,3	—
Dubois	— 100	—	60	—	60	—
Velpeau	— 265	—	147	—	55,5	—
Figueira	— 720	—	424	—	58,8	—
Sprengel	— 106	—	45	—	42,45	—
Churchill	— 80	—	57	—	71	—
West	— 409	—	251	—	61	—
Constantin	— 135	—	55	—	40,8	—

M. Villeneuve, de Marseille, sur 69 femmes opérées, a constaté 43 *guéries*, 24 *mortes*, 2 inconnues.

Mais la statistique la plus importante est celle

établie par M. Guéniot dans sa thèse de concours en 1866 :

Hoebeke.	opérées 16,	guéries 11,	mortes 5		
Bosch.	— 5	— 4	— 1		
Stoltz.	— 6	— 4	— 2		
Winckel.	— 15	— 7	— 8		
Kilian.	— 7	— 4	— 3		
Belli.	— 8	— 3	— 5		
Maslieurat-Lagémard.	— 6	— 6	— 0		
Decoene.	— 6	— 5	— 1		
Bormey.	— 2	— 1	— 1		
Jolly.	— 6	— 2	— 4		
Total.	77	47	30		

H. Simon.	opérées 23,	guéries 4,	mortes 19		
Guillemeau.	— 5	— 0	— 5		
Seutin.	— 14	— 0	— 14		
P. Dubois.	— 17	— 0	— 17		
Depaul.	— 4	— 0	— 4		
Danyau.	— 3	— 0	— 3		
Kuneke.	— 6	— 0	— 6		
Valette.	— 2	— 0	— 2		
Bouchacourt.	— 5	— 1	— 4		
Total.	79	5	74		

Ce qui frappe dans ces deux derniers tableaux, ce sont les succès très fréquents d'un côté, et les revers presque continus de l'autre. Il sera facile de donner l'explication de ces différences, de dire le pourquoi.

Mais ce qu'il faut, avant tout, bien établir, c'est l'indiscutable authenticité de tous ces résultats.

Les faits de M. Hoebeke, de Sottegem (Belgique), 11 guérisons sur 16 opérations, ont été constatés par deux membres de la Commission médicale, MM. Verbeck et Lutens, professeurs à l'Université de Gand (1).

M. Didot est parvenu à réunir 175 cas appartenant

(1) Hubert fils, *Cours d'accouchements* 1878, page 156.

tous à la clientèle civile : et ces opérations donnent 134 *guérisons*, 41 femmes mortes, ou une mortalité de 23 *pour* 100, chiffre, comme le fait remarquer M. Hubert, bien inférieur à celui de l'amputation de l'avant-bras dans les hôpitaux de Paris.

Malgaigne, dans sa statistique, indique une mortalité de 28 pour 100.

Bourgeois, de Tourcoing, en 1859, dans un excellent travail sur l'opération césarienne, communiqué à la Société de Médecine d'Anvers, reproduit dans le *Moniteur des Hôpitaux*, pages 479, 480 et suivantes, et que les ennemis de l'hystérotomie ont trop laissé de côté parce qu'il battait en brèche leurs idées, travail auquel nous ferons quelques emprunts, a relevé un grand nombre de faits isolés et appartenant à des accoucheurs de tous les pays et ayant fourni les plus heureux résultats.

J'emprunterai aussi bon nombre de remarques utiles, indispensables, si l'on veut se faire une idée juste de l'opération dont nous nous occupons, au mémoire de M. Pihan-Dufeillay, publié en 1861, dans les *Archives générales de Médecine*.

Je ne puis allonger démesurément ce travail ; mais il suffira de savoir que Bourgeois a réuni plus de 80 cas de guérisons, et dans ce nombre se trouvent des femmes qui ont été opérées deux, trois, quatre, cinq et six fois.

Citons quelques faits :

1835. — Femme opérée *six fois* avec succès, morte la septième fois, par M. Prévost, de Donaldsonville (Louisiane, *Gazette Médicale*, 1835).

1838. — Femme rachitique opérée *cinq fois* avec succès, observation rapportée par M. Gimelle qui a connu cette femme à l'hospice Dubois.

1848. — M. Ronvin a opéré *deux fois* la même femme chez laquelle le diamètre sacro-pubien n'avait pas plus de vingt lignes.

En présence de ces résultats, peut-on incriminer une opération qui a permis à une mère, un bon nombre de fois, de mettre au monde des enfants vivants que l'on aurait impitoyablement sacrifiés en suivant les idées de l'école de Paris?

Six fois des enfants vivants! ce chiffre est assez éloquent par lui-même et se passe de tout commentaire.

Je doute fort, pour ma part, que la céphalotripsie six fois répétée sur la même femme eût été aussi inoffensive.

Il y a quelques semaines, Mgr de Ségur me disait connaître une dame qui, deux fois, avait été opérée avec succès, dont les deux enfants avaient été sauvés et étaient encore vivants.

J'ai pu moi-même examiner dans les plus grands détails, à Cassel (Nord), une fille opérée une première fois avec succès par le docteur Windrif, et qui, après une seconde fécondation, fut prise d'accidents formidables de péritonite auxquels elle échappa, accidents produits soit par rupture de la cicatrice utérine à la suite de l'opération, soit par grossesse extra-utérine. Voici le fait :

Une malheureuse occupée aux travaux des champs, à intelligence obtuse, de très petite taille, à visage repoussant, bestial, devint enceinte, il y a quatorze ans environ. Elle fut conduite, à la fin de sa grossesse, à l'hôpital de Cassel, et le docteur Windrif, ayant constaté un rétrécissement considérable qui empêchait absolument l'accouchement par les voies naturelles, pratiqua l'opération césarienne. Le résultat fut heureux pour la mère et l'enfant, que j'ai vu il y a deux ans très bien portant, vigoureux et de taille plus élevée que sa mère. Malgré les recommandations les plus pressantes, cette fille, qui poursuivait les jeunes gens dans les champs et les forçait à se livrer à elle, redevint une seconde fois enceinte à l'insu de tous. Après cinq ou six mois de gestation, elle fut prise d'accidents très graves de péritonite. Vingt fois on la crut perdue, mais grâce à des soins longtemps continués, la sensibilité abdominale et les principaux accidents disparurent. Alors, alors seulement, le médecin put se livrer à un examen complet. Il constata une tumeur dure, volumineuse, siégeant au milieu de l'abdomen et s'étendant sur les côtes, du volume d'une tête d'enfant, remontant au-dessus de l'ombilic. Bientôt une inflammation locale se manifesta, des saillies dures se prononcèrent au sommet de la tumeur, la peau s'ulcéra, et l'on vit poindre des fragments osseux noirâtres, que l'on put facilement extraire avec des pinces et qui furent reconnus pour différents os d'un fœtus. Une autre ouverture ne tarda pas à se faire de l'autre côté de l'ombilic, et M. Windrif enleva ainsi, après des temps d'arrêt plus ou moins longs (huit jours, dix jours, un mois), un nombre d'os tel qu'il lui serait facile de reconstituer un squelette presque complet.

Y a-t-il eu, à un moment donné, quand les accidents péritoneaux apparurent, déchirure de la cicatrice de l'opération césarienne ? Ou bien a-t-on eu à faire à une grossesse extra-utérine ? C'est ce qu'il n'a pas été possible de déterminer.

Au moment où j'ai pu, grâce à l'obligeance de mon excellent confrère, examiner cette fille, des fragments osseux faisaient encore saillie et ne devaient pas tarder à sortir.

La santé de l'opérée était, du reste, excellente. Elle venait de parcourir à pied plusieurs kilomètres et devait en faire autant pour retourner chez elle.

Ce fait m'a paru assez intéressant pour mériter les détails dans lesquels je suis entré. Il n'a pas été publié que je sache : il a seulement été signalé dans le *Bulletin de la Société centrale de Médecine du Nord* (année 1877).

Je saisis cette occasion pour répondre immédiatement à ceux qui, décriant l'opération césarienne comme presque constamment mortelle, disent : « Si l'on compte les succès par centaines, les revers se comptent par milliers, et cela, parce que, si les premiers sont toujours soigneusement signalés, les derniers sont le plus souvent laissés dans l'ombre. »

Cette allégation est tout à fait dénuée de fondement, comme l'a très bien fait remarquer M. Hubert. Car les succès s'obtiennent le plus souvent dans les petites localités, dans les campagnes, loin des grandes villes et des sociétés savantes ; et, tandis que tous les insuccès sont signalés par les journaux de la capitale, bon nombre de résultats heureux passent inaperçus, ou sont de temps en temps racontés de vive voix par les opérateurs, quand ils se trouvent en réunion avec des médecins habitant un centre scientifique.

L'observation, que je viens de raconter d'une manière abrégée, en est la preuve.

Mais continuons le dépouillement d'autres succès isolés, relatés par la *Gazette hebdomadaire* pendant ces dernières années, par conséquent depuis les travaux de MM. Bourgeois et Pihan-Dufeillay.

En 1865. — Observation d'ovariotomie compliquée d'opération césarienne, par le docteur Spencer-Wells. Elle se termine ainsi : La malade est complètement guérie trente-trois jours après l'opération, et elle a supporté sans fatigue le voyage en chemin de fer de trois heures.

Année 1870 (page 188). — Observation du docteur Œttler : opération pratiquée *quatre fois* sur la même personne et *quatre fois* extraction d'un enfant vivant. La malade guérit rapidement, et le vingtième jour la cicatrisation était complète.

Même année 1870 (page 426). — Observation de M. d'Ollier, d'Orléans, intitulée : *Dystocie,* large exostose de la face antérieure du sacrum, diamètre antérieur réduit à 45 millimètres. Opération césarienne, guérison.

Année 1875 (page 314). — Le docteur Cazin, de Boulogne-sur-Mer, pratique une hystérotomie suivie de succès pour la mère et l'enfant dans un cas de grossesse compliquée de tumeur fibreuse de l'utérus. Opération difficile et très compliquée.

Année 1878 (page 559). — Opération césarienne, guérison, par le docteur Gaudin, aux Sables-d'Olonnes (Vendée). Enfant vivant.

Dans les *Annales de Gynécologie*, 1878, on rapporte une opération pratiquée après sept jours de travail, guérison, par le docteur Jenks. Vu l'importance de l'hémorragie par l'incision utérine, l'opérateur fit rapidement quatre points de suture métallique qu'il abandonna dans la profondeur des tissus. La femme guérit vite et complètement.

Enfin dans le même journal, septembre 1878 (page 232). — Le docteur Gaillard Thomas a fait cinq opérations. Quatre enfants ont été amenés vivants, trois mères sont encore en vie. L'une de celles qui ont succombé était *mourante* au moment de l'opération.

Je pourrais multiplier mes recherches dans différents journaux; mais les faits en plus grand nombre ne nous apprendraient rien. Nous savons avec une certitude absolue que l'opération césarienne donne de très bons résultats quand on remplit certaines conditions que nous examinerons en détail dans un instant.

Mais arrivons aux résultats de l'hystérotomie pour l'enfant.

Les défenseurs de la céphalotripsie ou de l'embryotomie, s'inquiètent peu des résultats en ce qui concerne la vie de l'enfant. Son sacrifice semble de peu d'importance, et dans toutes leurs statistiques, ils exagèrent les décès à la suite de l'opération césarienne.

Voici pourtant quelques pages très justes que j'emprunte à la thèse de M. Guéniot *(Parallèle entre la céphalotripsie et l'opération césarienne*, 1866) :

« Quant aux résultats qui concernent l'enfant, ils
» sont à peine discutables. A moins d'une grande
» illusion de ma part, j'ai peine à comprendre com-
» ment, dans une opération faite à propos et selon
» les préceptes de l'art, l'enfant ne serait pas presque
» constamment sauvé. Les dangers que lui fait courir
» l'opération elle-même sont, en effet, si rares et
» si peu importants, qu'il est difficile de supposer
» comment la proportion de mortalité serait tant soit
» peu élevée.

» Ces prévisions sont d'ailleurs parfaitement jus-
» tifiées par les résultats statistiques. Que l'on re-
» tranche de ces derniers les cas d'opérations faites
» *in extremis*, alors que l'enfant était déjà mort ou
» craniotomisé, et l'on arrivera à cette irréfutable
» conclusion : c'est que l'enfant a la vie sauve dans
» l'immense majorité des cas. Qu'il me suffise de
» citer à l'appui de ce que j'avance, le relevé de
» Kayser.

» D'après ce savant auteur, lorsque l'opération
» césarienne a été pratiquée avant, ou de une à six
» heures après l'écoulement des eaux, 34 enfants sur
» 37, ou 92 sur 100 furent sauvés. De sept à vingt-
» quatre heures après la rupture des membranes,
» 25 vivants sur 32, ou 78 sur 100. Enfin (et c'est ici
» le cas de rappeler ce que je disais tout à l'heure à
» propos des opérations tardives ou désespérées),
» vingt-quatre heures ou plus après l'issue des eaux,

» on ne retira plus que 19 enfants vivants sur 39,
» ou 51 pour 100.

» On voit d'après ce qui précède combien, quand
» l'opération césarienne est indiquée et décidée, il
» importe de commencer de bonne heure au point
» de vue du salut de l'enfant.

» En résumé, *neuf* enfants sur dix peuvent être
» sauvés par l'opération césarienne. »

Ce qui n'empêche pas M. de Soyre, en 1875,
dans sa thèse d'agrégation, page 47, *d'écrire :*

« Avant de laisser de côté les statistiques, il me
» semble bon de faire intervenir un autre élément
» du problème que M. Guéniot déclare laisser de
» côté volontairement. Je veux parler de la morta-
» lité des enfants nés d'opération césarienne, d'une
» part, ET DE LA MORTALITÉ DES ENFANTS DANS LES
» PREMIERS AGES DE LA VIE, D'AUTRE PART. »

» Sous le premier point de vue, voici une statis-
» tique que j'emprunte au livre de Joulin.

	Opérations.	Mortalité.	Proportion.
Churchill	266	83	31,2 p. 0/0
West.	409	163	30,8 —
Kayser.	338	86	25,4 —
Constantin.	37	20	54 —
Total.	1050	352	35,5 —

» Ce qui donne juste le tiers des enfants morts
» aussitôt l'opération et dans les premiers jours. Au
» point de vue de la mortalité générale, je ne puis
» mieux faire que de transcrire cette note de
» Cazeaux : « Il résulte des recherches de M. Villermé,
» qu'en France, il est mort à un an les 20 centièmes
» des individus dans les départements riches, les

» 22 centièmes dans les départements pauvres ; à quatre
» ans, les 32 centièmes dans les départements riches,
» les 33 centièmes dans les départements pauvres ; à
» six ans, les 38 centièmes dans les premiers, et les
» 42 centièmes dans les seconds ; enfin à vingt ans,
» un peu plus dans les départements riches, et les
» 49 centièmes dans les départements pauvres, et
» pourtant, dans cette statistique, ne sont pas compris
» les enfants abandonnés, parmi lesquels, quel que
» soit le zèle de la charité publique, il en périt à
» Paris jusqu'à 60 sur cent dans le cours de la pre-
» mière année.

» Les recherches de M. Benoiston, de Châteauneuf,
» viennent confirmer celles de M. Villermé. »

» La conclusion est facile à déduire de ces deux
» statistiques. De la première, il résulte que, sur
» 100 enfants extraits par la section césarienne,
» 33 viennent morts ou meurent dans les premiers
» jours, et sur les 66 qui restent, la moitié seulement
» parvient à la majorité, c'est-à-dire à vingt et un
» ans. Si nous rapprochons ce résultat des statistiques
» citées plus haut de la mortalité des mères, nous
» voyons, en prenant pour base de notre calcul la
» statistique de M. Hubert de Louvain, qui porte sur
» 127 cas, et qui donne une mortalité de 58,28 pour
» cent, que le résultat général de l'opération césa-
» rienne est de retrancher du nombre des vivants,
» un peu plus de 58 femmes adultes en état de rendre
» à la société les services qu'on est en droit d'en
» attendre pour conserver la vie à 33 individus de
» l'âge de vingt et un ans.

» Cela fait donc pour la société une perte réelle de
» 25 individus pour cent. »

En voyant de pareils raisonnements, on se demande
si l'on rêve, et quand, dans un travail de l'importance
de celui de M. de Soyre, très bien fait sous beaucoup
de rapports, on lit des phrases de ce genre, on est
étonné de l'aveuglement de l'esprit de parti, qui
permet à des hommes instruits, intelligents, d'écrire
ainsi.

Comment! parce que 33 enfants sur 66 arrivent
seulement à la majorité, il ne faudra pas songer à
eux! A ce compte-là, pourquoi multiplier les hôpitaux
d'enfants? pourquoi les entourer de tant de sollicitude
au moyen des sociétés protectrices de l'enfance, des
crèches, des salles d'asile, des écoles variées;
puisque, fatalement pour la moitié, les soins, les
dépenses, seront en pure perte? Pourquoi des services
spéciaux de médecine et de chirurgie?

Point n'est besoin d'insister, le bon sens et la
raison sont également choqués.

Ajoutons que M. de Soyre semble oublier que les
opérations appelées à remplacer la césarienne ne sont
pas inoffensives, et les statistiques attestent que
les décès sont fréquents. Il suppose que toutes les
femmes guérissent : il n'ignore pas cependant que,
d'après l'analyse de 22 opérations de céphalotripsie,
M. Guéniot compte huit décès et un neuvième
presque certain, puisqu'il ajoute : « Probablement
» phlébite utérine et infection purulente, la malade
» sortit en cet état; » donc, comme proportion, plus
de 37 décès pour 100.

Empruntons ou *Cours d'accouchements* de M. Eugène Hubert, des considérations d'une grande valeur.

« De ce qu'une opération est très grave, s'ensuit-il
» qu'il faille la proscrire? Dans les hôpitaux de Paris,
» a-t-on renoncé à l'amputation de la cuisse, qui a
» donné 62 morts pour 100. (Statistique de M. Mal-
» gaigne.)

» Kayser a montré que l'opération pour la mère
» comme pour l'enfant, devient d'autant plus grave
» qu'elle est plus retardée.

» La gravité de l'opération dépend encore des pro-
» cédés opératoires mis en usage, et la mortalité,
» dit Gérard, va sans cesse en diminuant à mesure
» que la chirurgie progresse :

	Succès.	Revers.	Mortalité.
Ainsi de 1750 à 1800	37	80	68 p. 0/0.
de 1801 à 1832	54	94	63 —
de 1833 à 1839	37	36	49 —

L'opération césarienne ne saurait être presque fatalement mortelle, car, ajoute M. Hubert : « Nous
» ne sommes pas les maîtres de la vie humaine, et
» un commandement formel nous défend d'y toucher :
» *Non occides*, vous ne tuerez pas... fussiez-vous
» médecin ! Si l'opération césarienne tuait sûrement
» la mère, elle serait interdite au même titre que
» l'embryotomie : *Sicut mater morti proxima non
» debet occidi ut servetur vita prolis, ita nec proles
» occidi debet ut salvetur mater* (1). »
Karl Schroder, dans son *Manuel d'accouchements*

(1) *Questiones, in conferenciis ecclesiasticis diœceseos Mechliniensis, agitatœ, anno* 1874.

annoté par le docteur Charpentier, déclare très nettement que les statistiques des résultats pour l'enfant,
d'après Kayser et Michaëlis (30 pour 100 de mortalité), *n'ont aucune valeur ;* car l'état de l'enfant
avant l'opération, n'a pas été pris en sérieuse considération. Que le pronostic doive être plus favorable
si l'enfant est bien portant avant l'opération, c'est ce
qui résulte de ce fait que, d'après Michaëlis, *tous les
enfants naîtraient vivants*, si l'on opérait avant ou
immédiatement après la rupture de la poche des
eaux.

Dans les statistiques peu favorables à l'opération
césarienne, a-t-on suffisamment pesé, examiné, avant
de la condamner, les circonstances dans lesquelles
elle a été pratiquée et l'époque où elle aurait dû
l'être ?

C'est ce que nous allons étudier avec M. Pihan-
Dufeillay, dont le travail est un modèle de critique
scientifique.

L'auteur établit d'abord que toutes les statistiques
sur l'hystérotomie ont été faites en alignant des chiffres
les uns à côté des autres, avec la mention *mort,
guérison*, sans l'analyse de chaque observation. On a
voulu, dit-il, substituer l'arithmétique au raisonnement, et l'on n'a tenu compte ni de la durée du travail,
ni des forces de la femme, ni des altérations anato-
miques antérieures, ni de la nature de l'obstacle à l'accouchement, ni de la gravité de la maladie cause de
cet obstacle, *ni des manœuvres dangereuses*, ni des
lésions qu'elles occasionnent, ni des influences de
milieu et *d'épidémie*, ni des affections intercur-

rentes étrangères à l'opération, ni des *maladies spé-
ciales auxquelles la grossesse et la délivrance
exposent toutes les accouchées*. En un mot, on a
tout réuni pêle-mêle.

Cette énumération montre combien les groupes de
chiffres ont peu de valeur avec un procédé qui écarte
tous les détails, quand au contraire ceux-ci sura-
bondent dans les comptes-rendus des autres opérations.
Ce premier point, bien établi, doit frapper tout esprit
impartial et non prévenu. Et pourtant, c'est sur ces
statistiques, que l'on peut appeler fausses, inexactes,
péchant par la base, que l'on s'est appuyé, que
l'on s'appuie encore pour combattre la section césarienne et la faire disparaître autant que possible du
cadre opératoire.

Voici quelques cas que l'on a osé mettre sur le
compte de l'opération.

Belli, dans le relevé de la Maternité de Milan en
1846, relate 18 opérations pratiquées à une période
avancée du travail après de longues douleurs; 3 eurent
pour sujet des femmes *en pleine agonie*.

Je le demande, quelle est l'opération qui a la vertu
de faire revenir de l'agonie?

Nous trouvons la même manière de procéder dans
différents pays.

Faye, parlant d'une malade opérée en Norwège,
dit que, sur la moitié des hystérotomisées dans ce pays,
on n'a eu recours à la césarienne qu'après des essais
prolongés d'*embryotomie*, alors que la femme épuisée
était sur le point de succomber.

Ricker avoue que, dans le duché de Nassau, douze

opérations ont été pratiquées à la dernière extrémité, faute de mieux, après que l'on avait infructueusement tenté tous les autres moyens.

En Angleterre, le docteur Matthew Nimmo rapporte une opération où, après trois jours et demi de travail, de manœuvres répétées de forceps et d'embryotomie sans résultat, on se décida à tenter la césarienne malgré la répugnance des chirurgiens anglais.

Dans quel état se trouvait cette malheureuse ? Le voici : elle était épuisée, tombée dans une sorte de collapsus et dans l'indifférence si complète aux objets extérieurs, que l'annonce de l'opération la laissa absolument insensible. Le pouls pouvait à peine être perçu. On la chloroforma néanmoins; l'hystérotomie fut pratiquée, et trois heures après elle succombait sans être un seul instant sortie de la prostration dans laquelle elle était tombée depuis plusieurs heures. Je tiens à citer textuellement.

Autre fait de Retzius. — Femme atteinte de tumeur fibreuse du bassin. Travail durant depuis quarante-huit heures. Symptômes graves d'empoisonnement par des gaz méphitiques s'échappant de l'enfant putréfié. On opère. Les accidents suivent leur marche ordinaire, et la femme succombe quarante-six heures après la délivrance. Donc, l'expectation prolongée est fâcheuse et rend l'opération inutile.

Mais ce n'est pas tout. Les manœuvres violentes, intempestives sur le fœtus, amènent des complications par les lésions de l'utérus, par les fatigues, l'épuisement de la malade, et ne remplissent plus le but de l'opération qui s'adresse autant à l'*enfant* qu'à la mère. On se livra, dit le docteur Pelletier, sur une femme multipare à *d'épouvantables manœuvres* pour extraire l'enfant par les voies naturelles. Sans succès. La femme s'affaiblissant très rapidement, on eut recours à l'hystérotomie fort mal faite, et elle succomba peu après comme on devait s'y attendre.

Le docteur Oldham rapporte à la société médico-chirurgicale de Londres un fait du même genre en 1851.

Il est encore une autre cause d'insuccès qu'il faut examiner : c'est la puerpéralité, cet état spécial qui prédispose la femme aux accidents les plus formidables : éclampsie, fièvre puerpérale, métropéritonite, mort subite. Il est certain que ces affections qui frappent quelquefois la femme la plus robuste après l'accouchement le plus facile, le plus heureux, ne sauraient être mises à la charge de l'opération césarienne. En voici quelques exemples toujours empruntés à M. Pihan dans le beau travail où je puise largement. Ceci, soit dit une fois pour toutes, car je ne veux à aucun prix jouer le rôle de plagiaire. La fièvre puerpérale sévissait à la Maternité de Vienne, lorsqu'une femme rachitique, au bassin rétréci, se présenta pour y être admise. Aitken reconnut l'impossibilité de l'accouchement. Immédiatement et à cause même de l'épidémie, il se décida à pratiquer l'hystérotomie. La femme devant nécessairement succomber à la fièvre puerpérale, quel que fût le mode opératoire adopté, le célèbre professeur crut devoir s'occuper seulement de l'enfant. La femme succomba en effet au bout de trois jours à la métropéritonite.

Deux auteurs anglais, Bennett et Semmermann, rapportent une observation d'hystérotomie suivie d'attaques d'éclampsie et terminée par la mort. Le professeur Stoltz opéra une femme dont le bassin était obstrué par une volumineuse tumeur cancéreuse. L'opération réussit, mais cette tumeur prit à partir de ce moment une marche très rapide. La femme succomba environ cinq mois après.

Saurait-on, en bonne conscience, rendre cette opération responsable de pareils résultats? C'est pourtant ce que l'on fait le plus souvent, et nous voyons combien sous ce rapport les statistiques qui au premier coup d'œil semblent bien faites, sont fausses et capables d'induire en erreur.

Continuant le dépouillement des faits, M. Pihan-Dufeillay donne le tableau de 88 opérations; il recherche surtout les renseignements sur les différentes conditions qui ont pu influencer les résultats obtenus et trouve 50 guérisons, 38 décès.

Ce chiffre 50, soit dit en passant, est très heureux, très encourageant. Mais s'attachant surtout aux 38 décès, il les analyse et cherche la cause de la mort.

Y a-t-il dans ce nombre quelques victimes d'affection accidentelle d'origine antérieure ou intercurrente sans rapport direct avec l'opération qu'elle est venue compliquer?

Oui, sur les 38 décès, 6 ont une origine indiscutable indépendante de l'opération :

1° Une femme, atteinte de bronchite capillaire antérieure à l'opération, enlevée par une recrudescence du mal (vérification par l'autopsie);

2° Femme morte d'éclampsie ;

3° Autre femme morte de broncho-pneumonie antérieure à l'hystérotomie-diagnostic confirmé par l'autopsie ;

4° Cas de Retzius signalé plus haut ;

5° Cas de M. Dubois semblable à celui de Retzius : Intoxication putride ;

6° Rupture du colon transverse le quatorzième jour chez une femme ostéomalacique (cas de Greenhalgh).

Il reste donc 32 décès.

Mais, si l'on recherche les lieux où elle a été pratiquée et les influences du milieu, on rencontre deux fois des conditions fâcheuses en dehors de l'opération :

1° Le fait de Aitken : Fièvre puerpérale dans l'hôpital de Vienne ;

2° Un cas de péritonite déclarée le vingt et unième jour après l'opération à la suite de *phlegmatia alba dolens*.

D'où comme dernier chiffre 30 décès.

Si l'on analyse, dans ce nombre, le résultat des manœuvres graves prolongées pour extraire l'enfant par les voies naturelles faites avant la césarienne, nous trouvons 4 décès.

Ce qui réduit le nombre à 26.

Enfin, si nous nous arrêtons à constater le temps écoulé entre le début du travail et le moment où l'opération a été pratiquée, nous voyons encore jusqu'à la dernière évidence, que, quand elle a été retardée, la dépression des forces, l'épuisement nerveux modifient encore le résultat obtenu.

D'où deux cas à défalquer.

Il reste donc 24 insuccès.

En résumé, sur 38 revers, il en est 14 qui sont indépendants de l'opération et que l'accoucheur peut en partie éviter en écartant les conditions fâcheuses qui les ont fait naître.

Donc, l'opération césarienne *faite dans de bonnes conditions* donne près *des trois quarts de succès* et environ un quart d'insuccès.

Cette proportion, dit M. Pihan-Dufeillay, se rapproche de celle qu'admettait Paul Dubois il y a déjà bien des années, à l'époque où il discutait, dans une thèse de concours, les moyens d'obvier aux effets des rétrécissements du bassin. Et cependant, les opinions auxquelles nous conduit l'examen impartial des faits sont loin de concorder avec les idées généralement admises aujourd'hui concernant la gravité de la césarienne.

Ne se contentant pas de si magnifiques résultats, M. Pihan établit la proportion des revers dans différentes grandes opérations, et l'hystérotomie peut hautement et sans crainte montrer ses chiffres et soutenir la comparaison :

88 opérées, 38 mortes, dont il faut défalquer 14 par causes intercurrentes, il reste 24 décès ou 26 pour 100.

OVARIOTOMIE

| Atlée. | 179 opérées, | 59 mortes, | 33 p. 0/0 |
| Clay. | 93 — | 29 — | 31 — |

HERNIOTOMIE.

| Cooper et Inmann. | 622 opérés, | 296 morts, | 47 — |

AUTRES GRANDES OPÉRATIONS CHIRURGICALES.

AMPUTATION DES MEMBRES.	Opérés.	Morts.	Proportion.	
Malgaigne.	852	332	38	p. 0/0.
Peacock.	72	35	49	—
Lowrie.	276	105	30	—
AMPUTATION DE LA CUISSE.				
Malgaigne.	200	122	61	—
DÉSARTICULATION DE LA HANCHE.				
Cox.	24	18	75	—
Smith.	98	56	57	—
DÉSARTICULATION DU GENOU.				
Tanner	15	8	53	—
LIGATURE DU TRONC INNOMINÉ.				
Faite par divers chirurgiens.	14	14	100	—
LIGATURE DE LA SOUSCLAVIÈRE.				
Inmann.	40	18	45	—
LIGATURE DES GRANDES ARTÈRES.				
Inmann et Pilipps.	370	123	33	—
AMPUTATIONS NÉCESSITÉES PAR DES FRACTURES COMPLIQUÉES DE LA CUISSE ET DE LA JAMBE.				
Hôpital de New-York.	32	18	43	—
Hôpital de Pensylvanie.	50	20	40	—
TAILLE.				
Malgaigne.	75	28	40	—

M. Pihan-Dufeillay résume ainsi ses principales conclusions :

1. Les statistiques actuelles ne peuvent nous guider dans l'appréciation vraie de l'opération césarienne, parce qu'on a entassé les chiffres pêle-mêle, sans tenir compte : 1° de l'état antérieur des sujets; 2° de l'état des forces au moment de l'opération; 3° des milieux où on a placé les opérées; 4° de la

nature des lésions ou des maladies totalement étrangères à l'opération qui ont occasionné la mort ; 5° des accidents provenant de l'influence puerpérale, qui prédispose les opérées aux mêmes affections que les autres femmes en couches.

2. La liste des insuccès a été chargée de tous les échecs qui sont indépendants de l'opération et ressortent de l'une des causes ci-dessus.

3. Les trois complications qui occasionnent la mort sont : l'état nerveux, l'hémorragie, la péritonite.

4. La mort par le système nerveux, survient surtout chez les sujets qu'ont affaiblis un long travail ou des manœuvres prolongées et intempestives.

5. La péritonite sévit plus sévèrement à la suite de l'hystérotomie qu'après toutes les autres opérations qui portent sur la région abdominale, en raison : 1° de la débilité et de l'affaissement d'un grand nombre de sujets ; 2° des manœuvres tentées pour terminer l'accouchement par la voie naturelle, manœuvres dont la conséquence est une prédisposition marquée à la péritonite ; 3° de l'épanchement intra-abdominal, hématique ou lochial, qui se fait pendant les quelques jours qui suivent l'opération.

6. Bon nombre de causes accessoires qui compromettent le succès de l'hystérotomie, sont de nature telle que l'accoucheur peut en grande partie les éviter.

7. *Il faut opérer aussitôt le diagnostic posé et l'impossibilité de l'accouchement reconnue.*

8. Les femmes qui ont subi une première fois l'hystérotomie, offrent aux opérations subséquentes plus de chances de succès que les malades qu'on opère pour la première fois.

9. Les opérations césariennes pratiquées pour obvier aux suites d'une rupture de l'utérus au passage du fœtus dans l'abdomen, donnent une moyenne de succès extrêmement élevée; l'hystérotomie est le meilleur moyen de remédier à ces accidents.

10. Parmi la plupart des grandes opérations, l'hystérotomie pratiquée dans les conditions indiquées par nous, et abstraction faite des morts accidentelles qui ne lui sont point imputables, est celle qui fournit la plus belle proportion de guérisons.

Avant de terminer cette étude, disons quelques mots de statistique de la céphalotripsie, cette rivale de l'opération césarienne qu'on voudrait dans l'école de Paris lui substituer, condamnant ainsi *toujours l'enfant à la mort* et le privant du baptême.

M. Eugène Hubert a pris la statistique de Lauth, qui a recueilli 192 observations de céphalotripsie, en en négligeant 65 pour lesquelles les renseignements sont nuls ou insuffisants; il reste :

127 cas donnant 49 *morts* et 24 accidents inflammatoires dont 6 fistules.

En ajoutant les 43 *céphalotripsies* de Braun de Vienne, qui donnent 21 *morts*, 11 accidents inflammatoires; on arrive à réunir 170 opérations.

De ces 170 opérées, 70 sont mortes, et 35 ont éprouvé des accidents puerpéraux plus ou moins graves.

En d'autres termes, comme résultat général :

Morts.   41,17 p. 0/0.
Accidents puerpéraux. 20,58   —
Couches normales.   38,23   —

Et n'oublions pas que les 170 *enfants ont tous été sacrifiés*.

Aussi conclurons-nous comme M. Hubert, qui s'exprime ainsi fort plaisamment :

« Le céphalotribe — ce bon vieux serviteur qu'il ne
» faut pas laisser détrôner (Depaul, *Clinique*, 1867),
» cet instrument précieux qu'on ne saurait trop dé-
» fendre contre ses détracteurs (Chailly) — est donc
» un instrument fort meurtrier, et la céphalotripsie
» une opération néfaste.

» Nous ne regretterons pas les détails dans lesquels
» nous sommes entrés, si nous avons fait partager
» au lecteur cette conviction, que le bon vieux ser-
» viteur a fait son temps, et que l'instrument précieux
» mérite d'aller rejoindre, dans le musée des antiques
» de la science, les ferrailles justement abandonnées
» d'un autre âge. »

La science, proclamons-le bien haut, est donc d'accord avec la théologie, et l'opération césarienne, même en dehors de la question du baptême qui doit avant tout diriger impérieusement toutes les déterminations, devrait toujours être préférée à la céphalotripsie ; car bien souvent elle conserve deux existences, ainsi que les statistiques et les travaux les plus consciencieux que nous avons cités, l'ont établi d'une manière irréfutable.

II

De l'opération césarienne *post mortem*.

J'arrive à l'une des questions les plus importantes de la pratique obstétricale, question qui a été diversement interprétée par les accoucheurs, suivant que leurs opinions religieuses leur ont fait plus ou moins apprécier la nécessité du baptême ; je voux parler de l'opération césarienne après la mort de la mère.

C'est à peine si les ouvrages classiques les plus répandus abordent ce sujet en quelques mots, comme s'il n'avait qu'un intérêt de médiocre curiosité, et comme si, dans la pratique, tous les médecins ne devaient pas être initiés aux moindres détails de cette opération.

Je sais que ces quelques mots rapportent des statistiques dans lesquelles, sur 331 opérations réunies par Heymann et Lange, 6 ou 7 seulement ont eu un résultat favorable pour le fœtus, 13 enfants vécurent quelques heures, les autres furent presque tous trouvés sans signe de vie ; je sais encore que (1) Schwartz rapporte que, dans l'électorat de Hesse, on a fait la section césarienne *post mortem* 107 fois en 13 ans, comme le constate un document administratif, sans qu'un seul enfant ait été conservé, d'où l'auteur conclut que cette opération est superflue, parce qu'elle

(1) *Traité pratique de l'art des accouchements*, par Naegelé et Grenser, pages 345-346.

est sans utilité ; mais je sais aussi que le plus souvent, pour ne pas dire toujours, on s'est peu occupé de la question du baptême qui est le point essentiel, car, si l'on désire conserver la vie de l'enfant en pratiquant l'opération, on n'ignore pas que dans bien des cas, quand on est obligé d'agir à six ou à sept mois, on a peu ou point de chance de lui conserver la vie ; mais on opère pour pouvoir, s'il reste le plus léger battement de cœur, lui donner le sacrement du baptême. Voilà le but réel et sérieux de l'opération, et les lois allemandes qui font pour le médecin une obligation obsolue de procéder à la section césarienne sur les femmes mortes dans les trois derniers mois de leur grossesse, sont plus sages que les lois françaises et les règlements administratifs qui, pris à la lettre, pourraient donner naissance à des contraventions pour autopsies pratiquées immédiatement après la mort.

Breslau s'exprime ainsi : Le devoir de tout médecin sera toujours, après que la mort de la femme aura été constatée, de faire aussitôt que possible l'opération césarienne pour sauver la vie de l'enfant. Cependant cette opération peut être évitée quand le fœtus est certainement mort avant la mère, ou quand on peut espérer l'extraire plus sûrement et plus rapidement par les voies naturelles. Cet auteur a fait une fois l'opération césarienne au moins un quart d'heure après la mort bien constatée de la mère, et il a réussi à retirer un enfant à moitié asphyxié qu'il est parvenu à ranimer. Malheureusement cet enfant qui n'était qu'à la trente-troisième semaine de la vie intra-utérine, a succombé au bout de six à sept heures.

Breslau déclare que ce fait est assez probant pour que l'on s'efforce toujours d'empêcher *qu'un cadavre devienne la tombe d'un individu vivant et qui a le droit de vivre.* Hecker partage cette opinion.

Campbell, de Paris, eut le bonheur d'extraire, dix minutes après la mort de la mère, un enfant vivant qui, à l'époque où l'observation fut publiée, était âgé de deux ans et demi et était très bien portant.

J'ai eu moi-même, il y a une vingtaine d'années, le bonheur d'extraire par la césarienne un enfant parfaitement vivant d'une femme morte à la suite d'affection chronique du cœur et des poumons. J'opérai dix minutes, peut-être, après la mort; l'enfant fut baptisé. Je n'ai pas su s'il a survécu, car, à cette époque, j'ai perdu de vue la famille.

Cette opération remonte à la plus haute antiquité, et chez les Romains, comme le fait remarquer M. Charpentier, on trouve dans les *Pandectes* la loi *Regia,* qui ordonne, avant d'enterrer une femme enceinte, de lui faire l'opération césarienne. Pline rapporte quelques exemples d'enfants sauvés de cette façon et explique le nom de *sectio Cæsarea.*

Auspiciatus, enectà parente gignuntur : sicut Scipio Africanus prior natus, primusque Cæsareum a cæso matris utero dictus : quâ de causâ et Cæsones appellati; simili modo natus et Manilius qui Carthaginem cum exercitu intravit.

Plus tard, ajoute le même auteur, l'Eglise chrétienne qui, à cause du baptême, avait un intérêt pressant à conserver cette loi, renouvela ces préceptes par plusieurs ordonnances ecclésiastiques, et la preuve que l'opération a été pratiquée au moyen âge, se trouve dans ce fait qu'au xe siècle vivaient un abbé de Saint-Gall et un évêque de Coutances qui avaient été ainsi extraits par l'incision du ventre de leur mère après sa mort.

Il a fallu la fameuse discussion de l'Académie de Médecine en 1860-61, pour mettre cette importante question dans tout son jour.

C'est une communication de M. Hatin père, qui lui donna naissance.

L'auteur constate d'abord la rareté plus grande de cette opération, de nos jours qu'autrefois, et il l'attribue : 1° au progrès de la science et du bien-être général ; 2° *à la diminution de la ferveur religieuse,* qui ne nous oblige plus à aller chercher les enfants jusque dans les entrailles maternelles pour leur conférer le baptême.

Oui, on doit le constater avec regret, cette seconde raison est la véritable, et rien ne peut mieux montrer l'amoindrissement du sentiment religieux que cette négligence dans l'action, quand il s'agit d'un intérêt aussi capital que celui du baptême d'un enfant. Je sais que ce relâchement a gagné non-seulement bon nombre de membres du corps médical, mais encore les particuliers, et que l'accoucheur serait souvent très mal reçu s'il venait, à une époque plus ou moins avancée de la grossesse, après la mort d'une femme, proposer de l'opérer afin d'extraire un enfant ayant chance de vivre ne serait-ce que quelques instants et d'être baptisé ; mais il n'en faut pas moins constater l'état fâcheux des esprits sous ce rapport, et le médecin peut avoir, suivant ses opinions, une très grande influence dans les familles, s'il propose l'opération césarienne et s'efforce de la faire accepter, ou si, au contraire, il n'en signale pas la nécessité et tend à la rejeter, comme cela s'est vu plus d'une fois, quand elle lui est proposée.

Dans la discussion de l'Académie, M. de Kergaradec, avec un grand talent et une admirable conviction, attaqua les conclusions de la commission composée de MM. Adelon, Tardieu et Devergie. Je ne saurais mieux faire que de donner un abrégé des discours de ce savant médecin.

M. Hatin terminait son travail en disant :

« Je ne demande pas que la loi modifiée contienne
» l'injonction formelle et obligatoire pour le médecin
» de pratiquer, dans tous les cas de viabilité du fœtus,
» l'opération césarienne abdominale. Je me conten-
» terai pour lui de la simple autorisation écrite de
» faire selon sa conscience (car, en la faisant, il con-
» trevient à l'article 77 du Code civil et aux ordon-
» nances préfectorales qui l'ont complété).

» Je veux qu'il reste absolument libre d'obéir à
» ses convictions, et que, s'il est affranchi d'un côté
» des dispositions comminatoires de la loi, de l'autre,
» il n'ait pour guide que le sentiment personnel de
» son devoir.

» Seulement, pour lui mieux faire comprendre
» comment j'entends ce devoir, je lui dirai que, si,
» aux yeux de la société, enfants et mères ont des
» droits égaux à sa protection, de par la statistique
» même, l'abstention du praticien n'admet plus guère

» d'excuses, et que son intervention active devient
» obligatoire et sacrée *dans l'immense majorité des*
» *cas.* »

Avant le rapport de la commission, M. de Kergaradec lut un travail sur la question qu'il avait déjà
étudiée en 1846, au sujet d'un fait reproché à un
prêtre. Il examina l'opération césarienne *post mortem*
dans ses rapports avec la loi civile, la science médicale, la loi religieuse, la morale universelle.

Point de vue légal.

La loi romaine protégeait avec beaucoup de sollicitude la vie de l'enfant encore renfermé dans le
sein de sa mère. On lit dans le *Digeste* ce passage :
*Negat mulierem quæ prægnans mortua sit humari,
antequam partus ei excidatur. Qui contra fecerit,
spem animantis cum gravidâ peremisse videtur.*

Est-il admissible que la loi française ait voulu
déroger aux sages dispositions du *Digeste ?*

D'un autre côté, la loi du 18 germinal an X pro-
mulgue comme loi de l'Etat le Concordat de 1801,
dont l'article 1er porte : « La religion catholique, apos-
tolique et romaine sera librement exercée en France. »
Or, on ne peut le contester, la nécessité du baptême
pour le salut est un des dogmes les plus essentiels
de cette religion.

Question médicale.

Quatre points sont à examiner :
1° A quel terme de la grossesse la science admet-
elle la viabilité du fœtus ?

2° Combien de temps après la mort de la mère, le fœtus peut-il continuer à vivre de la vie intra-utérine ?

3° A quel terme de la grossesse, le médecin peut-il être dans l'obligation d'opérer *post mortem ?*

4° Quand faut-il procéder à l'autopsie de la femme morte dans l'état de gestation ?

PREMIÈRE QUESTION. *Terme de la viabilité.* — Tous les auteurs, depuis Hippocrate, déclarent l'enfant viable à sept mois. Au-dessous, les **avis** sont partagés.

On a vu des fœtus naître entre le sixième et le septième mois; Cardan, Belloc, Capuron, Orfila en citent des exemples.

On en a vu aussi entre le cinquième et sixième mois; Cardan, Valésius, Schenkius, Belloc, Capuron citent encore des faits. Le duc de Fronsac, qui devint plus tard maréchal de Richelieu et qui vécut au delà de 90 ans, en fut un exemple. On connaît l'histoire de Fortunio Liceti qui naquit, dit-on, à 4 mois et demi et mourut à 80 ans.

Sans s'arrêter à ces faits prodigieux, Gardien dit : « On est généralement d'accord que l'époque de » 6 mois est la première où l'on puisse admettre que » le fœtus est viable. »

Mais Orfila dit : « Il est absolument impossible » d'assigner au juste l'époque de la grossesse où » l'enfant jouit de la viabilité; puisque cette faculté » est absolument subordonnée au développement et » à la perfection des organes. »

Riolan dit : *Inhumanum est fœtui pereunti et suffocari parato, manus auxiliares denegare, et sœpe viventem adhuc, cum matre mortuâ eodem tumulo contegere et obruere. Jurisconsulti eum necis reum damnant qui gravidam sepelierit, non prius extracto fœtu.*

Fabrice de Hilden dit aussi : « Il faut ouvrir plutôt » cent corps de femmes enceintes, quand on devrait » le faire sans succès, que de laisser périr même un » seul enfant dans le sein de sa mère. »

La loi romaine s'exprime ainsi : *Occidit, qui servare potest, nec servat.*

Donc il *faut agir*, il *faut opérer*.

DEUXIÈME QUESTION. *Combien de temps après la mort de la mère, un enfant peut-il continuer à vivre de la vie intra-utérine ?*

Des médecins semblent croire — et c'est l'opinion qui a été soutenue par M. Depaul — que le fœtus ne survit que très peu de temps à sa mère. On a limité ce temps à quelques quarts d'heure et même à quelques minutes; c'est une erreur : des exemples bien certains et authentiques contredisent cette opinion.

On peut diviser le sujet en deux parties; 1° naissances posthumes spontanées; 2° naissances opérées par la section césarienne.

Dans le premier cas, on a constaté la vie de l'enfant 2 heures après la mort de la mère, 12 heures, le lendemain. Le chanoine Cangiamila, dans son *Embryologie sacrée*, ouvrage très estimé et qui reçut l'approbation de l'Académie royale de chirurgie en 1766, rapporte de nombreux exemples.

Quant aux naissances opérées par la césarienne, M. de Kergaradec en cite : 15 heures après la mort de la mère, 24 heures, et lui-même a eu le bonheur, en 1807, de retirer vivant encore et de baptiser un enfant, dont la mère était morte et dont l'autopsie ne fut faite que le lendemain après la visite.

En 1810, lors de l'incendie qui eut lieu à l'ambassade d'Autriche pendant le bal donné à l'occasion du mariage de l'impératrice Marie-Louise, la princesse Pauline Schwartzemberg fut une des victimes. Elle était enceinte, le corps ne fut ouvert que le lendemain, et l'enfant fut trouvé vivant.

Les exemples de ce genre dans les cas de mort violente ne sont pas rares, et M. Hubert rapporte un fait récent (1868), où plusieurs heures après la mort, on put extraire un enfant vivant malgré les blessures, les dilacérations les plus graves.

Le 24 novembre, près de Jodoigne, une femme enceinte de huit mois, fut atteinte au moment où elle traversait la voie ferrée par une locomotive lancée à toute vapeur, elle eut la tête fracassée et les deux jambes coupées; des passants relevèrent les restes inanimées de cette malheureuse et les transportèrent dans la maison la plus proche : il était six heures du soir. Le docteur Darte, arrivé deux heures après l'accident, pratiqua l'opération césarienne, et eut le bonheur d'extraire du cadavre un enfant vivant (1).

TROISIÈME QUESTION. *A quelle époque de la gestation commence pour le médecin l'obligation de pratiquer l'opération césarienne?*

Dans le doute, il faut agir : et nous insisterons plus loin sur le devoir du médecin dans les cas de grossesse

(1) Hubert, *loco citato*, page 160, 2e volume.

peu avancée. Mais, dit M. de Kergaradec, au terme de *cinq* mois au plus tard, l'hystérotomie s'impose au médecin par un sentiment d'humanité et par la science médicale.

C'est une règle médico-légale; au point de vue religieux, on ne saurait admettre cette limite.

QUATRIÈME QUESTION. *A quel moment, après la mort d'une femme enceinte, convient-il de pratiquer la gastro-hystérotomie ?*

Il faut agir promptement, il faut opérer dans le plus bref délai possible.

On ne saurait opposer les lois et les règlements de police concernant les inhumations et les autopsies; leur but est évidemment de protéger la vie des personnes; aucun tribunal ne condamnerait dans ce cas pour une contravention à la loi, mais, la chose devrait-elle arriver, le médecin consciencieux ne saurait hésiter. Il faut, du reste, avant tout, s'assurer de la réalité de la mort de la femme, et opérer avec le même soin que si elle était encore vivante.

Point de vue théologique.

Je n'ai pas à revenir sur la question de l'époque de la gestation où le fœtus est animé. J'ai, en m'appuyant sur l'autorité des meilleurs auteurs, traité ce sujet dans la première leçon. Il me suffira de rappeler que, d'après Zacchias, l'union s'effectue à l'instant même de la conception. Voici comment s'exprime Gardien : « Le plus léger signe de vie des enfants, » quels que soient l'imperfection de leurs organes et

» leur peu de viabilité, suffit pour leur procurer le
» bienfait céleste du baptême. »

Il y a plus, à défaut du médecin ou sur son refus
obstiné, toute personne peut pratiquer l'opération césarienne.

Mais, heureusement, les cas d'une nécessité si
extrême sont toujours très rares.

Point de vue moral.

Donner une âme au ciel, peut-être un citoyen à
la patrie, tel est le but et tel est souvent le résultat
de l'opération césarienne : but éminemment moral,
intéressant à la fois l'ordre civil, la science médicale
et la loi religieuse.

M. de Kergaradec résume ainsi son travail en un
certain nombre de propositions.

1° Au point de vue légal, le Code fixant, du moins
par une induction légitime, au 180me jour de la grossesse le moment où commence la présomption de viabilité de l'enfant, toute femme enceinte, parvenue à
ce terme, si elle vient à mourir, doit être soumise à
l'opération césarienne lorsqu'il est impossible de terminer l'accouchement par les voies naturelles.

2° Au point de vue médical, l'obligation d'agir
commence beaucoup plus tôt, car les médecins légistes
et les accoucheurs les plus autorisés n'osent pas nier
absolument la possibilité que, au commencement du
sixième mois, le fœtus ne puisse jouir exceptionnellement de la faculté de vivre.

3° Au point de vue religieux, cette obligation s'étend à *tous les cas de grossesse bien constatée*, quel que soit le terme auquel elle est parvenue.

4° Tous les traités sur la matière prescrivant de s'assurer avant tout de la réalité de la mort de la mère et aussi de ne procéder qu'avec la plus grande prudence, on ne conçoit pas la répugnance de quelques médecins à pratiquer la section césarienne *post mortem*.

5° Les règlements de police sur les autopsies ne sont point applicables au cas présent. Tous les auteurs, en effet, proclament la nécessité d'agir dans le plus bref délai après la mort de la mère.

6° D'un autre côté, cependant, un intervalle de plusieurs heures, d'un jour, de deux jours et plus, de l'inhumation, ne dispensent pas du devoir d'agir.

7° N'en dispensent pas non plus certaines causes de mort : maladies aiguës, violences corporelles, assassinats, empoisonnements, etc., etc.

8°. Le prêtre qui, en vue du baptême, provoque l'ouverture d'une femme morte enceinte, ne fait pas en cela un acte civil, il remplit un devoir de son ministère spirituel.

9° Par ce motif, il ne saurait être tenu de solliciter de l'autorité civile une permission qui pourrait lui être refusée.

10° Enfin, le pasteur qui, en l'absence ou sur le refus formel du médecin, fait procéder à l'opération par une personne étrangère à l'art de guérir, ou qui, dans un cas de nécessité absolue, la pratique lui-même, ne doit être inquiété sur ce fait. Le blâme, selon toute justice, en doit retomber sur l'auteur du refus qui a fait naître cette déplorable nécessité.

Le savant académicien, dont je viens de donner le résumé du travail, me semble avoir répondu d'avance à toutes les objections qui pourraient être faites, et avoir avancé des faits d'une valeur incontestable; mais la justice m'oblige à reproduire les différents éléments de la discussion et à donner les conclusions de la commission chargée d'examiner le travail de M. Hatin, ainsi que celles de M. Depaul. Les arguments de M. de Kergaradec conservent après cela, à mon avis du moins, toute leur force, toute leur valeur.

1° La législation actuelle suffit à sauvegarder les droits professionnels du médecin et ses devoirs envers la femme enceinte qui vient de décéder.

2° Le médecin qui a l'espoir d'extraire, du corps de la femme enceinte décédée, un enfant dans des conditions d'aptitude à la vie extra-utérine, peut et doit même, médicalement parlant, pratiquer l'opération césarienne, en observant les principes de la science et les règles de la chirurgie.

Cependant, il ne peut pratiquer cette opération qu'après avoir acquis la certitude du décès, et s'être entouré des lumières d'un ou de plusieurs confrères, à moins d'impossibilité absolue de réaliser cette dernière condition.

3° Le médecin, dans la pratique de sa profession libérale, ne relève que de la loi et de sa conscience éclairée par les préceptes de l'art.

Voici les conclusions du long discours de M. Depaul sur cette matière :

1° Le médecin est le seul juge compétent de la

détermination qu'il croit devoir prendre, relative-
ment à l'opération césarienne *post mortem*. La loi
lui laisse toute la liberté d'action dont il a besoin, et
il serait non-seulement inutile, mais dangereux de
faire inscrire à ce sujet quelque article nouveau
dans nos Codes.

2° En fixant à 180 jours ou à six mois révolus la
première époque de la viabilité, on prend la limite
extrême, on cherche vainement une observation
sérieuse qui prouve qu'on a définitivement conservé
la vie à un enfant qui était né avant cette époque.

3° Lorsqu'une femme succombe pendant le cours
de sa grossesse, en admettant que son enfant n'ait
pas cessé d'exister avant, ou en même temps qu'elle,
on peut regarder comme certain que celui-ci ne tar-
dera pas à succomber à son tour.

4° Quelques minutes suffisent en général pour que
sa mort soit consommée. C'est ce que prouvent les
faits rigoureusement observés, et ici les faits sont
d'accord avec ce que nous enseignent l'anatomie et
la physiologie.

5° Toutes les observations qui ont été accumulées
pour prouver que plusieurs heures, et même plusieurs jours après la mort d'une femme grosse, on
pourrait encore tirer de la cavité utérine un fœtus
vivant, ne méritent aucune confiance.

6° En fixant à *une heure* après la mort réelle de
la femme, le temps que peut continuer à vivre
l'enfant encore renfermé dans son sein, je fais une
très large concession que ne justifient ni les faits ni
le raisonnement.

7° Le médecin ne doit pas s'en tenir à de simples conjectures ; il a à sa disposition un moyen *qui est à peu près infaillible* quand on sait l'employer. Je veux parler de l'auscultation.

8° Pour les grossesses qui ont dépassé l'époque de la viabilité, les battements du cœur fœtal, surtout dans les conditions particulières où on se trouve, sont possibles à percevoir. Leur absence, constatée pendant plusieurs minutes, peut être considérée comme la preuve de la mort de l'enfant.

9° Quand l'occasion d'opérer paraît convenable, il ne faut le faire qu'après s'être assuré, autant que possible, de la réalité de la mort de la mère.

10° La nature de la maladie qui a fait succomber cette dernière a une grande influence sur la vie de l'enfant.

11° Avant de recourir à l'opération césarienne, il importe de s'assurer si l'enfant peut être extrait par les voies naturelles. Il faut préférer la version, l'application du forceps et même les débridements du col toutes les fois que l'état des parties permet d'y recourir.

12° C'est à l'homme de l'art *seul* qu'il appartient de pratiquer de semblables opérations, et il est bien entendu qu'il faut toujours la faire avec le même soin et les mêmes précautions que s'il s'agissait d'une femme dont la vie ne fût douteuse pour personne.

13° Pas plus dans cette circonstance que dans la pratique ordinaire de la chirurgie, le médecin n'a *le droit d'opérer sans le consentement de la famille.*

En cas d'opinions différentes, c'est celle du mari qui est prépondérante.

14° Quand les femmes meurent avant le 180e jour, époque où la viabilité est généralement reconnue, l'opération césarienne *perd tout son intérêt scientifique*. Elle ne soulève plus qu'une question religieuse, celle de l'administration du *baptême*.

15° Je ne crois pas qu'il soit sage et raisonnable de recourir à l'opération césarienne avant la fin du quatrième mois.

16° De quatre à six mois, ce n'est qu'exceptionnellement que j'en concevrais l'utilité, et ce serait à la condition qu'on aurait positivement constaté la naissance de la vie de l'enfant, ou la cessation toute récente de ses manifestations.

17° Il serait à désirer que le baptême intra-utérin, à l'aide d'une injection, pût être reconnu valable par les autorités religieuses.

Cette pratique serait acceptée par tout le monde et mettrait un terme à toutes les hésitations et à toutes les inquiétudes.

M. Tardieu trouve que M. Depaul exagère la puissance de l'auscultation du fœtus. Dans bien des cas, les battements du cœur *s'entendent peu ou même ne s'entendent pas quand il y a vie.*

Il dit encore que, pour ceux qui trouvent l'opération nécessaire pour assurer le baptême, il ne saurait y avoir *de limites*, d'où abus, infraction au respect des morts, aux règles prescrites pour l'ouverture des cadavres, — procès en responsabilité. — Il faut toujours et avant tout avoir le consentement des familles.

Je veux, avant de terminer toutes ces citations, emprunter encore à M. de Kergaradec un exemple bien propre à faire réfléchir et à montrer *l'indispensabilité* au point de vue humain, autant qu'au point de vue religieux, de l'opération césarienne *post mortem*. Je ne connais rien de plus frappant.

Le docteur Gallard, médecin des hôpitaux, relate le fait suivant (*Union médicale*, 19 février 1860) :

Il y a environ dix ans, peut-être un peu plus, une femme enceinte, approchant du terme de la gestation, meurt à l'Hôtel-Dieu ; l'interne de garde, appelé à constater le décès, s'empresse de prévenir le directeur de l'établissement, et lui demande l'autorisation de pratiquer immédiatement l'opération césarienne, *car il y a encore espoir d'extraire un enfant vivant.* On lui répond : « Les règlements s'opposent à ce que vous fassiez vous-même une opération aussi grave ; il faut appeler un des chefs de service de l'hôpital. — Mais le temps presse, et dans une heure il sera trop tard ; du reste, il ne s'agit pas d'une opération à proprement parler, je suis en face d'un cadavre, et ce que je crois utile de faire n'est, en quelque sorte, que le prélude de l'autopsie. — Alors, s'il s'agit d'autopsie, il n'est pas même nécessaire de faire appeler un de vos maîtres ; les règlements défendent formellement de procéder à l'autopsie moins de vingt-quatre heures après le décès. » L'interne eut beau se débattre contre ce dilemme, il ne put rien obtenir, *et l'enfant fut bel et bien enterré avec sa mère.*

Ce fait se passe de commentaires : il suffirait à

lui seul pour montrer la nécessité de réformer une pareille réglementation.

Mais on a fait à l'hystérotomie *post mortem* une objection qui, au premier abord, semble *très sérieuse* et est bien propre à faire reculer bon nombre de praticiens disposés à hésiter. On a dit, et l'on a cité des observations à l'appui, que bien des fois, des femmes que l'on croyait mortes n'étaient qu'en état de mort apparente et s'étaient réveillées sous le couteau de l'opérateur. — Voilà l'objection dans toute sa force.

Eh bien, hâtons-nous de le dire, elle est plus spécieuse que réelle. En effet, il peut se présenter trois circonstances différentes dans lesquelles le médecin sera appelé à pratiquer la césarienne *post mortem*.

Ou 1° la femme sera morte de mort violente comme nous en avons cité plusieurs exemples, et alors il ne saurait rester l'ombre de doute sur la mort réelle. Or ces faits ne sont pas rares;

Ou 2° la femme malade depuis longtemps (phthisie, cancer, fièvre typhoïde, etc., etc.), aura pu être suivie jour par jour, et la mort sera facilement constatée après avoir été prévue longtemps à l'avance. Dans ces cas encore, qui sont les plus fréquents, pas d'hésitation possible;

Ou 3° enfin, la femme en pleine santé, ou à la suite de plusieurs convulsions éclamptiques, aura tout à coup semblé privée de vie. Cette dernière circonstance sera certainement la plus rare. On ne peut nier, en se reportant au cas où les plus illustres médecins ont commis des erreurs, que le doute alors soit permis et même terrible. Mais j'insiste sur ce point qui me semble capital, ces faits sont rares, et il suffira que l'accoucheur connaisse la possibilité de pareilles erreurs pour que le plus souvent il puisse éviter de les commettre.

J'ajoute que les travaux de ces dernières années, dans lesquels on a montré l'accouchement après la mort se produisant fréquemment par les voies naturelles, vu le relâchement des parties, enlèvent toute espèce d'incertitude et permettront bien souvent d'administrer le baptême à des enfants, quand la famille et le médecin auraient pu hésiter à pratiquer l'opération césarienne dont on a fait pour tous un épouvantail. Aussi ces travaux doivent-ils être bien connus de tous. C'est à Rizzoli, médecin italien, que nous devons les premières recherches sur ce sujet. Je ne puis mieux faire que de copier la lettre du docteur Thévenot, publiée en juin 1878, dans les *Annales de Gynécologie*, page 471 :

« Il y a bientôt quarante ans que Rizzoli et d'autres
» médecins italiens, allemands et belges, ont rappelé
» qu'au moment de la mort, pendant les heures
» d'agonie qui la précèdent, chez les femmes à terme
» ou près d'y arriver, le travail de l'accouchement
» commence souvent et parfois s'achève. Ils ont
» montré, qu'en dehors de tout travail commencé,
» il y a relâchement tel des sphincters, que les
» orifices du col se laissent dilater et franchir sans
» grande violence, *sans autre* instrument que la
» main, en ayant soin d'introduire les doigts un à

» un et lentement. On peut donc, dans ces condi-
» tions, faire franchir la main à l'orifice, s'ouvrir
» rapidement un passage suffisant pour aller cher-
» cher les pieds de l'enfant et l'extraire par les voies
» naturelles.

» Les faits publiés par les médecins italiens, sont
» assez nombreux pour qu'on soit en droit d'affirmer
» qu'il est possible d'agir ainsi dans le plus grand
» nombre de cas.

» En 1855, pendant une épidémie de choléra,
» Rizzoli et d'autres accoucheurs purent apprécier
» les avantages de cette méthode. Ils retirèrent, sans
» difficulté, par les voies naturelles, chez des femmes
» arrivées près du terme de la grossesse, des enfants
» vivants.

» Dans trois cas d'éclampsie, les docteurs Golinelli,
» Rivani et Finizio, appelés pour faire l'opération
» césarienne, ont, en suivant les conseils de Rizzoli,
» retiré des enfants vivants, et les mères, qui n'étaient
» qu'en état de mort apparente, ont guéri.

» On comprend, du reste, qu'il n'est pas besoin
» d'attendre le dernier soupir de la patiente comme
» dans l'opération césarienne. On peut exécuter l'opé-
» ration presque aussi facilement pendant l'agonie,
» comme l'a prouvé le docteur Esterlé de Florence.

» Cette méthode doit être conseillée :

» 1° Dans l'intérêt de l'enfant, puisqu'elle peut
» être mise à exécution avant la mort de la mère,
» alors que la circulation maternelle persiste, ce qui
» donne plus de chance de retirer un enfant, non-
» seulement vivant, mais viable ;

» 2° Dans l'intérêt de la mère, car, si, comme
» cela est arrivé, la patiente n'est pas morte, mais
» se trouve dans un état de mort apparente, le léger
» traumatisme, fait pour dilater et franchir le col,
» ne peut mettre obstacle à sa guérison;

» 3° Les théologiens devraient conseiller ce moyen
» dans leur propre intérêt, pour éviter les cris et
» le scandale. »

Non content d'avoir écrit cette lettre, M. Thévenot
vient de publier dans les numéros d'octobre, novembre, décembre des *Annales de Gynécologie,* un
très important mémoire sur cette question, mémoire
dans lequel il fait l'historique complet et insiste sur
la mort apparente chez les femmes enceintes.

L'auteur rappelle d'abord le fait si connu de Rigaudeaux, puis il explique comment Rizzoli fut
amené à conseiller cette pratique dans tous les cas.
« J'étais encore interne à l'hôpital du Ricovero lorsque, le matin du 22 février 1833, je fus appelé par
mon ami le docteur Rivani, pour faire l'opération
césarienne sur une femme de 40 ans, enceinte de
neuf mois, qui venait de mourir subitement d'une
orthopnée. Arrivés sur les lieux, nous constatâmes
qu'il n'y avait plus aucun signe de vie et que l'utérus
ne manifestait aucun symptôme de travail. Dans ce
cas, la science conseille l'opération, et la loi l'exige
dans le but de sauver la vie du fœtus s'il est encore
vivant.

» Je dois avouer que j'hésitais un peu avant de
commencer l'opération, et qu'en la pratiquant j'é-
prouvai une angoisse et une horreur profondes, en

songeant que la mort de cette femme pouvait n'être qu'apparente, ainsi qu'il est arrivé dans quelques cas heureusement fort rares.

» Le fœtus était mort, et je restai convaincu qu'il en était de même de la mère. Malgré cela, j'accomplis l'opération avec l'exactitude la plus scrupuleuse ; j'appliquai un pansement régulier, et je rentrai à Bologne, l'esprit encore troublé par la triste impression qui s'était emparée de moi.

» En réfléchissant ensuite sur ce cas lugubre et sur la circonstance que la science ne possède pas les signes certains de la réalité d'une mort subite, il me parut qu'il n'était pas toujours prudent de pratiquer l'opération césarienne et que, dans ce cas particulier, il aurait mieux valu, alors même que le travail d'accouchement n'eût pas commencé avant la mort de la mère, pénétrer peu à peu avec la main dans l'orifice externe du col de la matrice et de débrider au cas de besoin.

» J'étais encore préoccupé de ces pensées lorsque, le jour même, je fus prévenu que le parquet avait ordonné l'autopsie de la femme en question et en avait chargé le docteur Barbieri, mon ami, et un autre médecin, mon ennemi déclaré.

» Ce dernier, arrivé avec ses collègues près du lit où se trouvait le cadavre, se tourna vers le mari avec un air de compassion et lui dit : « Pauvre homme, » votre femme n'était pas morte encore lorsqu'on lui a » ouvert le ventre, c'est Rizzoli qui l'a finie en l'opé- » rant. Il est donc inutile d'en faire l'autopsie. » Le mari resta, comme on peut le croire, terrifié ; ce ne

fut qu'après les explications fournies par le docteur
Rivani, qui avait été présent à l'opération, qu'il se
calma. Le docteur Barbieri, surmontant la résistance
de ses collègues, voulut procéder à l'ouverture du
cadavre, et l'on put constater que la femme était
morte par suite de la rupture d'un anévrisme de
l'aorte thoracique.

» Informé par les confrères Rivani et Barbieri de
tout ce qui s'était passé, je leur déclarai qu'à l'avenir,
de pareilles circonstances venant à se produire, je
saurais éviter à mes amis et à moi-même des scènes
aussi pénibles. Je leur confiai alors que j'avais déjà
songé à substituer à l'opération césarienne, toutes les
fois qu'un obstacle insurmontable ne s'y opposerait
pas, l'accouchement artificiel par les voies naturelles,
ainsi qu'on le pratique en quelques cas graves chez
la femme vivante. »

Rizzoli, quoique très jeune alors, sut faire croire
en lui. Les médecins italiens ont fait cette méthode
leur. Aussi lui a-t-on donné le nom de *méthode italienne* ou de *méthode de Rizzoli*. Ils l'ont vulgarisée
et fait connaître par leurs opérations, leurs écrits,
leurs polémiques.

Mais étudions, avant de terminer ce sujet, en nous
servant toujours du mémoire de M. Thévenot, *la
partie réellement intéressante*, c'est-à-dire la mort
apparente pendant la grossesse.

Peu, dans son *Traité de la pratique des accouchements* (année 1694), en cite un exemple. En commen-
çant l'incision, il vit la femme faire un tressaillement
accompagné de grincements de dents et de remuement

des lèvres, et prit dès lors la résolution de n'entreprendre la section césarienne qu'à coup sûr.

Dans une observation de Baudelocque, au moment où le chirurgien ouvrait l'utérus, la femme accouchait par les voies naturelles. La guérison était complète au bout de deux mois.

Ces faits et bien d'autres semblables, qu'il serait trop long d'énumérer ici, donnent dans les cas douteux raison aux partisans de l'accouchement *post mortem* par les voies naturelles, et ils mettent en pleine lumière toute la valeur de cette méthode dans des observations où 5 femmes ont été sauvées et 4 enfants extraits vivants : Golinelli, en 1843, à Gubio; Rivani, en 1850; Talinucci, en 1857; Finizio, en 1862.

Il est certain que, dans quelques cas exceptionnels mais parfaitement authentiques de mort apparente, l'accoucheur n'a pas le temps d'attendre et de faire les recherches nécessaires pour constater la réalité de la mort; il faut qu'il prenne immédiatement une décision; il ne peut ni examiner le fond de l'œil, ni s'assurer si la température s'abaisse au-dessous de 22 degrés; il ne saurait essayer la cardiopuncture; il lui reste seulement comme signe immédiat la perception ou l'absence des bruits du cœur.

Or Peu n'a trouvé aucun mouvement sur la région du cœur.

Rigaudeaux tâta le pouls et le cœur sans rien percevoir.

D'Outrepont ne trouva pas de traces de pouls ni de battements du cœur.

Talinucci ne perçut pas davantage les battements cardiaques.

Otterbourg dit que l'auscultation de la poitrine ne donnerait que des signes négatifs.

Aussi l'opinion émise par M. Bouchut que, les bruits du cœur non entendus pendant vingt minutes, il est impossible à cet organe de reprendre ses fonctions, est-elle contredite par MM. Briquet, Ball, Tourdes, Josat, Depaul.

L'accouchement par les voies naturelles doit surtout être essayé dans les cas d'éclampsie, d'hystérie, de prétendue mort survenue rapidement en dehors de blessures graves, d'hémorragies très abondantes; et M. Thévenot a rendu un veritable service à la science en vulgarisant la méthode italienne. Mais je ne saurais admettre sa dernière conclusion quand il dit : *L'opération césarienne* post mortem, *qui déjà appartient à un autre âge, doit disparaître de nos mœurs.* Non, dans certaines circonstances, quand l'opération par les voies naturelles demanderait trop de temps, présenterait trop de difficultés et compromettrait ainsi la vie de l'enfant, quand il est parfaitement certain que la femme a succombé à la suite d'une longue maladie ou de graves blessures, *et que la mort ne saurait rester douteuse*, il ne faut pas abandonner la section césarienne; elle peut encore rendre de très grands services, et la proscrire absolument, serait enlever à l'enfant sur lequel se concentre toute l'attention de l'opérateur, bien des chances de salut.

Les deux méthodes auront leurs applications; mais,

quand la chose sera possible *rapidement,* l'accouchement par les voies naturelles devra toujours être préféré.

Quant à la considération des poursuites qui pourraient être exercées contre le médecin, j'avoue qu'elle ne saurait, à mon avis, entrer en ligne de compte; car l'accoucheur, en agissant, obéit à un devoir de conscience dont lui seul peut être juge ; il doit évidemment s'assurer le consentement de la famille, mais sur le refus absolu des intéressés de le laisser opérer comme il le juge convenable, son devoir est de se retirer.

III

Du baptême.

Cette si grave question du baptême, dont il n'est fait mention dans aucun *Traité d'accouchements,* sauf dans les *Cours* du professeur Hubert, de Louvain, a été le but que nous avons voulu atteindre en poursuivant dans ces leçons l'étude de l'opération césarienne pendant la vie et après la mort. Il est incontestable qu'elle doit peser du plus grand poids dans les déterminations de tous les accoucheurs, et malheureusement la plupart de ceux qui par leur profession sont appelés à se trouver le plus souvent en présence d'enfants ou d'embryons à baptiser, ignorent absolument ce qu'il y a à faire, ou ne pensent pas à agir, ou baptisent dans des conditions fâcheuses, sans profit pour l'enfant. C'est cette ignorance que je veux combattre; car on ne saurait croire le nombre considérable d'enfants et de germes plus ou moins développés, qui meurent sans baptême par la négligence de ceux à qui ils sont confiés. Le nombre des victimes de ce genre par année, en France, est incalculable. Aussi je regarde comme le premier devoir d'un professeur d'une Université catholique, de donner à ses élèves toutes les connaissances nécessaires sur ce sujet, et de les répandre le plus possible. Ces notions bien établies feront certainement un bien immense.

Il est évident que, sur une question de ce genre, je ne puis m'appuyer que sur les écrits des théologiens versés dans cette étude, et dont l'orthodoxie est parfaitement reconnue. Je ne saurais donc mieux faire que de suivre pas à pas les savantes dissertations physiologico - théologiques du père Eschbach; cet ouvrage authographié n'a pas jusqu'à ce jour été livré à la publicité.

Le sujet se divise naturellement en plusieurs parties :

1° L'enfant vient au monde; sa vie est en danger ; il est à terme ou à peu près à terme, comme dans l'accouchement prématuré artificiel. — Devoir imposé au médecin en l'absence d'un prêtre de conférer le baptême.

2° Le germe, à une époque plus ou moins avancée de son développement, est expulsé par un avortement *accidentel*. — Devoir du médecin de connaître la conduite à tenir dans ce cas, et, faut-il le dire? l'ignorance est générale, absolue; et pourtant que d'occasions de sauver des petits êtres munis d'une âme. Car, nous aurons occasion de le dire, les avortements, je parle

d'avortements non provoqués, sont très fréquents.
Voici ce que dit un auteur moderne Ferdut : « L'avor-
» tement est un accident de la grossesse qui est très
» fréquent, contrairement à l'opinion de ceux qui
» observent dans les hôpitaux, et pourtant dans leur
» sens ces auteurs ont raison, mais ils sont dans de
» mauvaises conditions pour résoudre un semblable
» problème ; en effet, la plupart des femmes qui font
» des fausses couches n'entrent pas à l'hôpital, et
» appellent même rarement un médecin. De tous
» les avortements, aucun n'est plus fréquent que
» celui des premières semaines.... Les femmes, après
» un retard de quelques jours, perdent un peu plus
» abondamment, rendent des caillots, et tout est fini. »
Examinons le premier cas : l'enfant vient au monde
à terme ou à peu près à terme, sa vie est en danger,
que doit faire l'accoucheur ?

En l'absence d'un prêtre, il doit baptiser, en recom-
mandant aux parents de prévenir, quand on conduira
l'enfant à l'église pour les cérémonies, que vu le
danger il a cru nécessaire de le baptiser.

En administrant ce sacrement, le médecin devra
avoir l'intention de suivre les pratiques de l'Eglise.
Il se servira d'eau naturelle, bénite ou non bénite,
qu'il aura à sa disposition ; il articulera nettement les
mots de la formule, *assez haut* pour s'entendre lui-
même, en même temps qu'il versera l'eau sur le
front ou sur une autre partie de la tête, en faisant
avec le doigt un signe de croix et en disant : *Enfant,
je te baptise au nom du Père, et du Fils, et du
Saint-Esprit.*

Dans le second cas, le germe, à une époque plus ou moins avancée de son développement, est expulsé par un avortement accidentel, que doit faire le médecin?

On ne saurait trop insister sur la fréquence de ces accidents; pour ma part, j'ai pu, en faisant pendant quelque temps la constatation des décès dans un quartier populeux de Lille, reconnaître combien souvent de semblables avortements se rencontraient. Et pourtant les déclarations à l'état civil n'étaient faites que quand l'embryon avait un certain développement, quatre, cinq, six mois. Mais que de fois, par contre, dans la pratique, aucune déclaration n'est faite (malgré les recommandations de l'administration et de la loi), et que de fois aussi le produit de la conception est mis à l'écart, sans que l'on ait cherché si la vie existait en lui, sans que l'on ait pensé à lui administrer conditionnellement le baptême. Que faire donc dans ce cas?

Quand les germes, fruits d'un avortement, à quelque époque que ce soit, présentent la forme humaine et ont des membres développés, si l'on constate la vie en eux, il faut d'une manière absolue les baptiser. S'ils ne donnent aucun signe de vie, mais ne sont pas encore corrompus, il faut les baptiser sous condition : *Si tu vis, je te baptise,* etc.; s'ils sont déchirés ou corrompus, il n'y a évidemment rien à faire.

Mais à ce sujet, Cangiamila insiste sur un point important : L'expérience constate que, chez les nouveau-nés ou chez les ambryons sortis de l'utérus par avortement, la vie est souvent latente ou comme assoupie et ne se montre par aucun signe extérieur. Il en cite de nombreux exemples ; aussi faut-il avant tout penser à administrer le baptême avec de l'eau tiède.

Autre cas. — Un embryon, expulsé dès les premiers temps de la conception dans lequel on ne peut reconnaître aucun membre formé, mais chez qui apparaissent les linéaments d'un fœtus humain qui le distinguent de certaines môles, doit être baptisé sous condition : *Si capax es*, si tu es apte, etc.

Sur ce point, les opinions se sont partagées, mais la nécessité de l'administration du baptême a été surtout soutenue par Florentini avec l'approbation du plus grand nombre des théologiens. L'exactitude de cette thèse dans la pratique a été, on peut le dire, universellement admise.

Autre cas. — Un embryon ou un fœtus, rejeté à la suite d'un avortement et encore enfermé dans ses membranes, doit immédiatement, pour que l'on évite sa mort, être baptisé *conditionnellement* sur les enveloppes : *Si es capax*, si tu es apte ; après quoi, celles-ci étant enlevées avec précaution, on lui administre *sous condition* de nouveau le baptême, en disant : *Si tu n'es pas baptisé.*

La raison de ce *second baptême conditionnel* est que certains auteurs se refusent à admettre que les enveloppes appartiennent à la substance de l'enfant et qu'ils les regardent comme son vêtement.

Il faut encore savoir ceci : Si un produit de conception est tellement exigu et peu formé que l'on ne puisse le baptiser par infusion, on doit le plonger dans un vase quelconque contenant de l'eau tiède et le baptiser par immersion.

Il ne faut pas, dans ces derniers cas, être trop absolu. Le résultat pourra paraître souvent douteux ou nul; mais, vu l'importance du baptême et la facilité de l'administrer en quelque lieu et dans quelque circonstance que ce soit, il sera toujours bon d'agir, puisqu'il n'en peut résulter aucun inconvénient. On aura rempli un devoir de conscience et un devoir au point de vue chrétien.

De plus, car tout a été prévu, si des fœtus humains informes, que l'on appelle monstres, viennent à naître, quelle conduite devra-t-on tenir?

Pourvu qu'ils aient une forme, une apparence humaine, et que d'une manière certaine ou douteuse on puisse constater leur existence d'une manière absolue ou sous condition, il faut les baptiser : *Si vivis, aut si capax es.*

Dans le cas même où le monstre ne présenterait rien d'humain, il faudrait encore baptiser sous condition : *Si tu es homo.* Car les auteurs modernes affirment que tout être qui vient de la femme est un être humain et est muni d'une âme. Voici ce que dit M. Frédault : « Pendant longtemps on crut à la réalité
» des monstres; on imaginait que la femme pouvait
» concevoir avec des animaux et engendrer des petits
» moitié homme et moitié bête. Une étude plus appro-
» fondie a changé ces manières de voir. On a reconnu
» que la femme ne pouvait concevoir que de l'homme;
» que la création d'un métis monstrueux entre l'homme
» et la bête était impossible; en un mot, que la na-

» ture ne fait pas de monstres, et que les monstruo-
» sités ne sont que des vices de développement par
» suite d'accidents. »

Le cardinal Gousset, dans sa *Théologie morale*, en-
seignait la même doctrine : « Quant aux productions
irrégulières, nous pensons qu'on doit baptiser tout
monstre qui sort du sein de la femme, quelque difforme
qu'il soit, quelque ressemblance qu'il puisse avoir
avec la brute. »

D'un autre côté, dit Frédault, on n'a jamais vu,
ce que l'on croyait autrefois, des formes véritable-
ment monstrueuses, qui rappelassent des formes ani-
males.

Dans le doute, si un monstre est composé d'une ou
de plusieurs personnes, on doit s'attacher à ces pa-
roles du Rituel : Peut-on discerner si le monstre a
une ou plusieurs têtes, une ou plusieurs poitrines, il
aura dès lors autant de cœurs, d'âmes et d'indivi-
dualités distincts, et dans ce cas chacun des êtres
devra être baptisé. S'il y a péril de mort et que le
temps manque pour que chaque être soit baptisé sépa-
rément, on pourra, en versant l'eau sur chacune des
têtes, les baptiser en même temps en disant : *Ego vos
baptizo.* Quand il n'est pas bien certain que deux
personnes soient réunies dans le même monstre, il faut
en baptiser une d'abord absolument, et l'autre ensuite
sous condition, de cette manière : *Si non es baptizatus*, si tu n'es pas baptisé.

Quand deux têtes sont réunies sur un seul corps, on
peut affirmer la présence de deux âmes. L'analyse
anatomique, dit Geoffroy-Saint-Hilaire fils dans l'*En-*

cyclopédie du XIXe *siècle*, démontre que, dans de tels êtres, chaque individu possède en propre un côté de l'unique corps et l'une des deux jambes; et l'observation des phénomènes psychologiques confirme pleinement ce résultat singulier et pourtant incontestable.

Il nous reste, pour terminer cette étude, à examiner la grave question suivante, objet de nombreuses controverses : Un enfant, étant encore dans l'utérus maternel, peut-il être baptisé?

Je ne reproduirai pas les différentes opinions émises; elles sortent du cadre de nos connaissances. Il me suffira de dire que, dès la fin du XVe siècle, un auteur très profond, Biel, admettait que l'enfant, encore caché dans l'utérus de sa mère bien qu'uni à elle, *du moment où l'eau pouvait atteindre son corps* par ablution ou par aspersion, la forme et l'intention étant ce qu'elles devaient être, était baptisé et sauvé.

A partir de ce moment, cette doctrine fut suivie par la plupart des auteurs qui reconnaissaient toutefois le baptême sous condition, c'est-à-dire si l'eau avait pu toucher le corps de l'enfant. En résumé, l'opinion des anciens est si complètement abandonnée, et la doctrine moderne est tellement répandue que Ballerini a pu affirmer que l'on pouvait être tout à fait certain de la validité du baptême des enfants encore enfermés dans l'utérus, quand il était conféré suivant l'application voulue de la matière et de la forme.

Il est donc indispensable que les membranes soient rompues; mais on sait qu'à la fin de la grossesse et au moment du travail de l'accouchement, ou elles se rompent d'elles-mêmes, ou l'on peut facilement les rompre et arriver à toucher une partie quelconque du corps qui se présente, la tête de préférence, ce qui arrive le plus souvent, au moyen d'eau déposée dans le creux de la main, ou avec une éponge, ou avec un petit verre, ou enfin, comme l'a pratiqué M. Binaut, professeur à l'école de Médecine de Lille, à l'aide d'une seringue portée aussi haut que possible. Ce moyen, bien entendu, ne saurait être employé que quand le col utérin est ouvert.

D'où ce précepte formel pour les médecins et pour les sages-femmes de baptiser au moment de l'accouchement, toutes les fois que la vie semble menacée, les enfants encore enfermés dans l'utérus, en ayant soin, si l'accouchement se termine plus tard heureusement, de l'ondoyer de nouveau sous condition, en disant : *Si non es baptizatus,* si tu n'es pas baptisé.

Quant à la validité du baptême conféré sur une partie autre que la tête, il faut s'en tenir au Rituel romain qui s'exprime ainsi : Si la tête de l'enfant vient à sortir et qu'il soit en danger de mort, on le baptisera sur la tête, et plus tard, s'il vient au monde vivant, il n'y aura pas lieu de le baptiser de nouveau. Mais, si une autre partie vient à se présenter qui indique par quelque mouvement la persistance de la vie, du moment où il y a danger, il faut baptiser sur cette partie, et si l'enfant après sa sortie continue à vivre, on doit le baptiser sous condition. Si, après le baptême sur une partie autre que la tête il sort mort de l'utérus, il doit être enseveli en terre sainte. « Il semble, ajoute le père Eschbach, devoir en être tout à fait de même quand l'enfant a été baptisé dans l'utérus, car il convient d'étendre les faveurs. »

Un enfant, enfermé dans le ventre de sa mère et en danger de mort, peut-il, par le désir ardent des parents de lui conférer le baptême, être baptisé rien que par l'ardeur du désir sans être atteint directement par l'onde régénératrice? Non.

Dans des questions aussi délicates que celles qui viennent d'être traitées, comme on ne saurait trop multiplier les textes, en s'appuyant sur les autorités les plus reconnues, je ne puis mieux faire, en terminant, que de citer le cardinal Gousset dont la *Théologie morale* est universellement appréciée. Voici le texte de cet auteur :

« Pour ce qui concerne le baptême des fœtus,
» comme, suivant l'opinion la plus probable et la plus
» communément reçue parmi les auteurs modernes,
» le fœtus est animé dès l'instant même de la con-
» ception, il s'ensuit qu'on doit le baptiser à quelque
» époque de la gestation qu'ait lieu l'avortement. Si
» le fœtus étant développé offre la forme humaine et
» donne manifestement signe de vie, on doit le bap-
» tiser sans condition ; si on doute qu'il ait vie, on le
» baptisera conditionnellement : *Si vivis, ego te
» baptizo,* etc. On doit baptiser, mais condition-
» nellement, tout ce qui paraît être un fœtus, qu'il
» soit avec ou sans enveloppe, pourvu qu'il ne soit
» pas dans un état de putréfaction, de décomposition,
» ou de désorganisation manifeste. Lorsque le fœtus

» est enveloppé dans sa membrane, comme cela
» arrive très souvent, on le baptise sur l'enve-
» loppe, en disant : *Si tu es capax*, etc., dans la
» crainte que l'impression de l'air ne le fasse mourir
» avant d'avoir reçu le baptême. On ouvre ensuite la
» membrane, et on le baptise de nouveau, sous cette
» condition : *Si tu non es baptizatus ;* on le baptise
» ainsi deux fois parce qu'il n'est pas certain que le
» baptême donné sur l'enveloppe soit valide.

» Toutes les fois qu'on suppose qu'une femme a
» éprouvé un avortement, on doit examiner avec soin
» si les môles ou autre matière solide ne renferment
» pas un fœtus, un embryon ; car, dans le doute
» même si l'avorton est vivant, on doit le baptiser
» conditionnellement. C'est aux curés à instruire les
» médecins et les sages-femmes sur ce point ; les ac-
» coucheurs seraient coupables s'ils négligeaient de
» baptiser les fœtus et les enfants qui, venant avant
» terme, se trouvent en danger. »

Ce résumé condense, en quelques phrases, ce que
nous avons plus longuement exposé.

Mais, qu'on le sache bien, l'on n'a pas toujours été
aussi unanime qu'aujourd'hui sur la nécessité de
baptiser tous les avortons ; on n'admettait point l'ani-
mation dès le premier instant de la conception, et de
plus quelques-uns étaient d'avis que le respect dû au
sacrement devait empêcher de le conférer à ces
embryons.

L'archevêque de Malines, en 1851, a approuvé des
instructions sur la manière de baptiser les enfants
nouveau-nés, à l'usage des accoucheurs et des sages-

femmes. Ces instructions ont été préalablement exa-
minées par la faculté de médecine de Louvain. Elles
sont divisées en demandes et en réponses; elles ont dû
rendre les plus grands services et contribuer à sauver
un nombre considérable d'enfants.

J'ose espérer que, dans ma sphère d'action, ces
leçons pourront aussi faire quelque bien. Tel est
mon but, telle sera ma récompense.

— Lille. Typ. J. Lefort. 1879 —